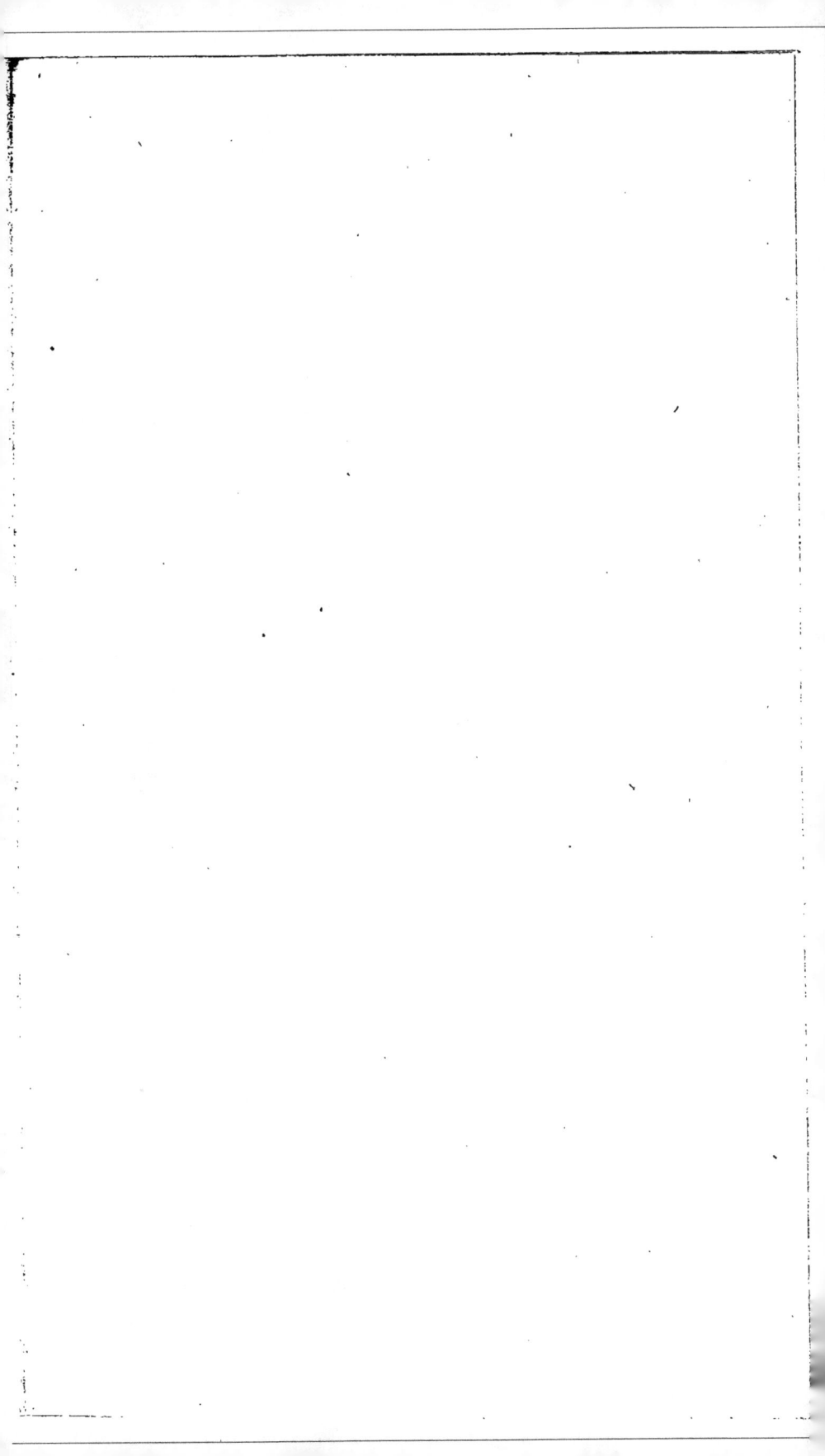

T 31
118

I

OBSERVATIONS ET RECHERCHES.

OBSERVATIONS

ET

RECHERCHES

PAR

J. P. LÉON PÉRIER.

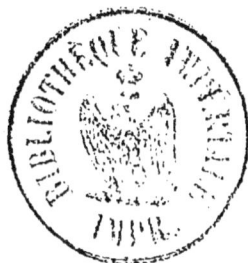

I

BORDEAUX

IMPRIMERIE G. GOUNOUILHOU

11, RUE GUIRAUDE, 11.

—

1869

AVANT-PROPOS

> « Tout, dans la nature, a son importance et
> » son langage, et c'est en scrutant les liaisons
> » et les origines des phénomènes que l'on peut
> » parvenir à saisir leur signification réelle,
> » car chaque découverte prouve l'étroite
> » union de faits qui n'avaient d'abord attiré
> » l'attention qu'au point de vue de leur
> » étrangeté. »
>
> (*Les Fonds de la mer*, t. I, p. 4.)

N'est-il pas téméraire de réclamer l'attention pour exposer des phénomènes secondaires inobservés jusqu'à ce jour, ou vulgariser des faits anciens peu connus?

Je le crains! Et si tout ne s'enchaînait dans la nature; si tout, comme le dit l'épigraphe ci-dessus, n'avait son importance et son langage, je m'abstiendrais prudemment.

Néanmoins, si je me décide à écrire, j'écarterai sans cesse du sujet traité les détails que je ne croirai pas indispensables pour la clarté de l'exposé. Peut-être aurai-je ainsi quelques raisons d'être lu.

RÉDUCTION

DU

CITRATE DE SESQUIOXYDE DE FER

PAR L'ARGENT MÉTALLIQUE.

RÉDUCTION

DU

CITRATE DE SESQUIOXYDE DE FER

PAR L'ARGENT MÉTALLIQUE (¹).

I. Réduction du citrate de sesquioxyde de fer par l'argent métallique. — II. Examen du phénomène. — III. Composition du sel réduit. — IV. Hypothèse au sujet de l'action réductive.

I

RÉDUCTION DU CITRATE DE SESQUIOXYDE DE FER PAR L'ARGENT MÉTALLIQUE.

Une lame d'argent, plongée dans une dissolution bouillante de citrate ferrique, se recouvre aussitôt d'un dépôt noir adhérent, et la liqueur, traitée par le sel marin, donne un précipité notable de chlorure d'argent.

(¹) Ce Mémoire, présenté sous une autre forme à la Société de Pharmacie de Bordeaux, et lu dans la séance du mois de juillet 1862, se trouve consigné dans le *Bulletin des Travaux*, page 150 de la même année, sous le titre : *Action de l'argent métallique sur le citrate ferrique*. Quelques erreurs de calculs, que j'ai corrigées depuis, m'engagent aujourd'hui à le rééditer. J'ai profité de cela pour lui enlever la forme de discours sous laquelle il était avant, et en retrancher quelques phrases se rapportant à une communication d'un autre ordre, ébauchée à l'époque, et dont mes occupations ne m'ont plus permis de m'occuper. Comme cette communication ne se trouve nulle part que dans les archives de la Société de Pharmacie, il n'est pas inutile, je le crois, de la rappeler ici en note :

M. Colin a remarqué, le premier, que le gaz ammoniaque, dirigé sur l'iode froid, convertit le métalloïde en un liquide noir qui se dédouble en iodure d'azote et en hydriodate d'ammoniaque sous l'influence de l'eau.

J'ai observé que l'ammoniaque liquide et concentrée, substituée à l'eau,

Cette dissolution concentrée à pellicule, sans avoir été additionnée de chlorure alcalin, laisse déposer, en peu d'heures, une couche d'un gris-olivâtre qu'on retrouve aussi, en petite quantité, au fond des liqueurs normales longtemps conservées. Si, au lieu d'être abandonnée à elle-même, elle est évaporée à siccité, sur une plaque de porcelaine, elle donne un sel qui n'a pas la teinte grenat du citrate ferrique pur; le produit est toujours en paillettes miroitantes, mais sa couleur est plus foncée et devient ocracée, sa solubilité dans un excès d'acide citrique est très faible, il est insoluble dans l'eau ordinaire, et ne peut normalement s'y dissoudre à la faveur de l'ammoniaque, car la quantité qu'il exige est assez forte pour le décomposer la plupart du temps.

II

EXAMEN DU PHÉNOMÈNE.

Quatre choses frappent surtout dans l'observation précédente :

1° La coloration de l'argent ;

2° La dissolution sensible et prompte du métal ;

3° La formation d'un dépôt olivâtre ;

4° L'obtention d'un produit, dont les caractères physiques et les propriétés chimiques s'éloignent sensiblement de celles du citrate ferrique ordinaire.

L'adhérence du dépôt qui revêt l'argent permet de laver à grande eau le métal et sa couverte pour les débarrasser du sel de fer dont tous deux sont souillés.

donne une plus forte proportion de sel haloïde, à la condition d'évaporer aussitôt la solution, afin d'éviter un dépôt pulvérulent d'iodure d'azote.

D'un autre côté, si l'on fait arriver un courant de vapeur d'iode dans l'ammoniaque refroidie, on obtient encore une dissolution d'hydriodate; mais il se forme un dépôt plus abondant d'iodure.

Ce sont ces expériences, que l'on doit faire avec précaution, bien qu'en général l'iodure d'azote ne détonne pas lorsqu'il est humide, qui devaient être développées dans le Mémoire auquel j'ai fait allusion.

Cette précaution prise, on enlève une partie de l'incrustation noire à l'aide d'une brosse humide, et les particules recueillies sont traitées par l'acide sulfurique étendu et chaud.

Elles forment avec cet acide un proto-sulfate de fer, comme l'indiquent les réactifs.

Une nouvelle portion, mise en réserve et soumise à l'action du chalumeau, ne présente aucun caractère.

La couche noire est purement formée de fer, provenant alors de la réduction d'une faible partie de la base du citrate, action sollicitée par l'argent qui se dissout à l'état d'oxyde, comme on le verra.

De plus, lorsqu'en favorisant la combinaison par la chaleur on met en contact une quantité indéfinie d'oxyde et de base, le dépôt s'arrête au moment où le citrate cesse de se former, et ne recommence qu'en présence d'une nouvelle addition de l'élément en défaut.

Il est facile de s'assurer du fait en plongeant, pendant les diverses phases de l'opération, des lames intactes dans la solution.

Réduction et dissolution marchent ainsi ensemble : la seconde amenée par la première, toutes deux liées à la formation du citrate.

J'ai dit que l'argent se dissolvait à l'état d'oxyde. Le dépôt olivâtre formé, soit à la suite d'une concentration sirupeuse, soit par l'effet du temps, dans une solution ordinaire, est un oxyde d'argent; sa coloration jaunâtre au chalumeau, avec le borax, sa réduction immédiate, indiquent : l'une le protoxyde, l'autre le métal.

La composition du sel, lorsqu'on la connaîtra, achèvera d'édifier sur le quatrième point.

En contrôlant mes expériences, M. Martin-Barbet s'est assuré, comme je l'ai fait depuis, — avec moins de succès cependant, — qu'une ébullition prolongée durant plusieurs heures, cinq environ, amène une dissolution appréciable de l'argent dans l'acide citrique.

D'où peut provenir cette action ? L'observation la plus attentive, faite en recueillant les vapeurs, ne m'a donné nul indice de la décomposition de l'acide ; comme on ne saurait l'attribuer aux fluides aériformes contenus accidentellement dans l'eau distillée, puisqu'ils sont éliminés, il y a déjà long-temps, lorsque la dissolution devient manifeste, et qu'il serait paradoxal de l'attribuer à la décomposition de l'eau, je ne suis pas éloigné de penser, à cause de sa faiblesse, qu'elle est simplement due à des traces d'acide sulfurique insensibles aux réactifs, retenues par l'acide citrique, sinon à ce dernier corps lui-même, sollicité par un contact prolongé.

Je dois, quoi qu'il en soit, signaler ce fait inexpliqué, pour détruire à l'avenir toute arrière-pensée, puisque la lenteur avec laquelle il se produit contraste avec l'oxydation rapide de l'argent en présence du citrate ferrique.

III

COMPOSITION DU SEL RÉDUIT.

Avant de chercher à déterminer les proportions du com-posé, j'énumérerai les précautions à prendre pour l'obtenir, et je parlerai des nombres proportionnels dont je me suis servi pour exprimer les résultats analytiques.

La croûte ferrugineuse recouvrant l'argent doit s'opposer à l'oxydation ultérieure du métal, ou tout au moins la retarder ; il vaut mieux alors employer une lame très mince, présentant une grande surface ; des rognures même, si leur pureté est reconnue : l'opération en marche mieux.

A défaut de plaque ou de rognures chimiquement pures, on peut employer l'argent réduit en grenaille, obtenu du chlorure par l'action d'un courant voltaïque, et suivant la modification pratique apportée par le très regretté Barbet.

Les grains, aplatis et pesés en masse, sont ajoutés successi-vement dans la solution acide, ainsi que l'hydrate de fer ;

celui-ci surtout est mis en quantité approximative, de manière à obtenir des liqueurs aussi limpides que possible, d'où on puisse retirer, avec une lame de verre, la partie indissoute du dernier grain d'argent. Il ne reste plus, à la fin de l'opération, qu'à laver sur la capsule l'excédant de métal, à le peser pour connaître le poids total employé, et à filtrer la liqueur.

L'acide citrique est purifié par des cristallisations successives.

Comme l'hydrate de peroxyde de fer par l'ammoniaque et le perchlorure peut retenir un peu d'alcali, ou un sous-sel si le précipitant n'a pas été prédominant, on contrôle par l'hydrate obtenu par le persulfate à l'aide du bi-carbonate de potasse [1].

Les équivalents sont tirés de M. Poggiale (*Traité d'analyse chimique par la méthode des volumes*, édit. 1858).

J'arrive aux essais de titrage faits sur deux solutions de citrate impur.

La première, conduite à feu nu, avec de grandes précautions et une agitation constante, avait dissous $0^{gr},450$ d'argent pour $12^{gr},850$ d'acide cristallisé, soit $0^{gr},500$ pour $14^{gr},277$.

La seconde, faite au bain-marie, avait demandé $0^{gr},246$ pour $7^{gr},317$, soit $0^{gr},492$ pour la quantité $14^{gr},277$.

On obtient, avec ces chiffres, une moyenne de $0^{gr},496$.

La solution contenant $0^{gr},500$ d'argent renfermait $1^{gr},500$ de sel impur, pour $10^{gr},00$ de liqueur, et précipitait par $0^{gr},290$ d'une dissolution salée connue (moyenne de trois tirages).

Celle qui n'avait demandé que $0^{gr},492$ contenait en moyenne $0^{gr},985$ du même sel, et précipitait par $0^{gr},200$ de liqueur d'épreuve, ou $0^{gr},304$ pour $1^{gr},500$.

La moyenne générale égale $\dfrac{0,290 + 0,304}{2} = 0,297$.

[1] M. Jeannel a récemment observé que le sesquioxyde de fer précipité du persulfate, ou du perchlorure obtenu avec l'acide chlorhydrique commercial, retient toujours des traces d'acide sulfurique combiné. Je rappelle le fait, bien qu'il me paraisse ici sans importance; la relation d'une observation de M. Whœler, citée plus haut, suffira pour lever les doutes.

D'un autre côté, la liqueur de sel marin nécessitait l'emploi de $2^{gr},050$ pour transformer en chlorure $0^{gr},500$ d'azotate d'argent, la valeur étant dégagée de cinq opérations pratiquées soit sur $0^{gr},250$, soit sur $0^{gr},500$ de sel d'argent cristallisé.

L'équation $\dfrac{1350 \times 0,500}{2125 \,(AzO^5, AgO)} = 0,317$ donne le poids de métal correspondant à $0^{gr},500$ de son azotate.

La quantité contenue dans $1^{gr},500$ de citrate ferrique impur se tire de la nouvelle équation $\dfrac{0,317 \times 0,297}{2,050} = 0,045$, d'où 1^{gr} contient $0^o,030$.

Si l'on veut poursuivre la connaissance du sel, on peut s'aider des données fournies par l'analyse sèche.

Comme l'oxyde d'argent ne peut résister à une forte température, le résidu laissé par 1 gramme de citrate calciné est formé de fer peroxydé et d'argent métallique. Ce résidu étant de $0^{gr},340$, d'après de nouvelles expériences, le poids de l'acide éliminé est alors égal à $1^{gr},00$, — $0^{gr}340$, soit à $0^{gr},660$, quantité qui doit être encore diminuée des 2 millièmes d'oxygène exigés par 3 centigrammes d'argent, pour former un protoxyde.

Il reste donc $0^{gr},658$.

En donnant au citrate d'argent la formule $C^{12} H^5 O^{11}, 3 \,(AgO)$, les $0^{gr},030$ de métal deviennent, en s'oxydant, $0^{gr},032$ et demandent $0^{gr},045$ d'acide citrique.

Le poids d'acide nécessaire pour saturer les $0^{gr}340$ de sesquioxyde de fer est égal à $0^{gr},639$, la formule du citrate ferrique étant considérée comme $C^{12} H^5 O^{11}, Fe^2 O^3$.

La composition de l'échantillon est alors :

Citrate ferrique...	acide...	$0,^{gr}689$
	base....	0, 310
Citrate d'argent...	acide...	0, 045
	base....	0, 032
	Reste...	0, 004

IV

HYPOTHÈSE AU SUJET DE L'ACTION RÉDUCTIVE.

La réduction d'un persel par l'argent n'est pas un fait nouveau. L'argent réduit encore plusieurs oxydes, tels que le peroxyde de manganèse, le deutoxyde de cuivre, etc., en les ramenant au minimum.

La communication que je viens de faire présente ainsi ún point de relation avec plusieurs observations antérieures, mais elle renferme aussi, ce me semble, un fait que ne comprend pas la remarque la plus détaillée que je connaisse sur ce sujet, celle de M. Whœler.

M. Whœler a constaté que l'argent se dissolvait à chaud dans le sulfate ferrique, en le réduisant comme l'indique l'équation :

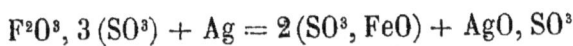

$$F^2O^3, 3\,(SO^3) + Ag = 2\,(SO^3, FeO) + AgO, SO^3$$

pour se précipiter sous forme de cristaux brillants, en régénérant le persel lorsque la liqueur se refroidit.

Nous allons comparer :

D'un côté, un sel dont l'acide est inorganique est réduit à chaud par l'argent; celui-ci s'oxyde aux dépens de la base et entre en combinaison, mais se sépare spontanément à froid, en reprenant l'état métallique, pendant que le sel primitif se régénère.

De l'autre, un sel acide organique est aussi réduit à chaud par l'argent, qui s'oxyde encore de la même façon et se combine avec lui; mais la solution refroidie peut demeurer plusieurs semaines sans altération, et ne laisse déposer l'argent qu'à l'état d'oxyde.

L'action la plus énergique s'exerce, on le voit, avec l'acide le plus faible : tandis que le métal se dépose aussitôt sous la forme métallique avec le sulfate, il conserve son oxygène avec le citrate, et s'il se dépose, c'est à l'état d'oxyde.

Le tartrate de peroxyde de fer est réduit par l'argent comme le citrate.

Je me contente aujourd'hui de signaler cette action, bien différente de la combinaison d'un oxyde tout fait, de la formule générale MO, avec l'acide tartrique et une seconde base M^2O^3, ainsi que le montrent les tartrates doubles d'antimoine et d'argent, d'antimoine et de plomb, etc.

Les observations précédentes démontrent au moins qu'on doit se garder de se servir d'ustensiles d'argent dans la préparation des sels ferriques, leur acide fût-il organique.

Elles portent à penser que l'argent ([1]) a une disposition d'autant plus grande à réduire les bases très oxygénées, et à former ainsi des composés doubles, que l'acide qui sature ces bases est plus faible, et par conséquent moins capable de l'oxyder lui-même, comme aussi de s'opposer à la décomposition du sel primitif.

([1]) Depuis la première édition de ce Mémoire, M. Harry Draper a vu que les solutions de citrates neutres d'ammoniaque, de potasse et de soude dissolvent sensiblement *le plomb, le cuivre* et leurs oxydes secs à la température ordinaire. Le résumé des travaux de ce chimiste, donné par plusieurs publications, ne s'étend pas sur la façon dont s'opère la dissolution ; mais dans le cas où l'oxydation n'est pas préalable, il y a un phénomène remarquable, peut-être plus remarquable même que celui que j'ai signalé, et qui, se liant au premier, mériterait d'être avec lui l'objet d'une étude d'ensemble.

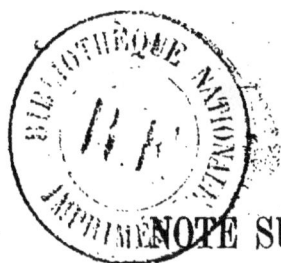

NOTE SUR LE LAIT IODÉ.

NOTE

LE LAIT IODÉ [1]

———

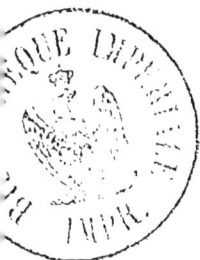

I. Combinaison de l'iode avec le lait. — II. Expériences. — III. Recherches de la quantité d'iode que le lait peut prendre. — IV. Rôle des divers principes du lait. — V. Application thérapeutique. — Addition.

I

COMBINAISON DE L'IODE AVEC LE LAIT.

Le lait de vache ne dissout pas seulement l'iode, il se combine avec lui.

Le fait de la dissolution a été observé depuis longtemps, si j'en juge par une phrase empruntée au *Bulletin général de Thérapeutique médicale et chirurgicale* (n° de mai 1856).

A propos des travaux de MM. Labourdette et Dumesnil sur le passage de l'iode, par assimilation digestive, dans le lait de quelques mammifères, le *Compte-rendu des séances de l'Académie de Médecine*, inséré dans le journal, s'exprime en ces termes : « Le lait, ainsi obtenu, ne saurait être assimilé au lait simplement additionné d'iode. » La citation est assez claire, à moins que le Rapporteur n'ait confondu les iodures alcalins avec l'iode lui-même, ce qui n'est guère supposable.

Voilà pour la dissolution. Quant à la combinaison, aucun

[1] Ce Mémoire se trouve *in extenso* dans le *Bulletin des travaux de la Société de Pharmacie de Bordeaux*, mars 1867, page 63. On verra, dans le renvoi suivant, les raisons qui m'engagent à le publier de nouveau.

auteur n'en parle, que je sache (¹), et la phrase précédemment rapportée est loin de faire pressentir la possibilité d'une action aussi énergique. Elle ne la soupçonne pas. On pourrait dire qu'elle la nie : les deux mots *simplement additionné* l'expriment suffisamment.

Sans avoir la prétention de n'exposer que des faits entièrement nouveaux, je vais toutefois entrer dans quelques explications sur la proposition énoncée plus haut, et, s'il ne m'était

---

(¹) Une note de M. C. Husson, pharmacien stagiaire au Val-de-Grâce, intitulée : *Action de l'iode sur le savon et sur les gommes,* et insérée, au mois de septembre 1868, dans le *Journal de Pharmacie et de Chimie* (Tome VIII, pages 182 et 183), ayant attiré mon attention, je m'empressai de faire part de mes observations antérieures sur le lait iodé à M. V. Masson, éditeur de la publication.

Les remarques de M. Husson et les miennes avaient un point principal de relation : l'absorption prompte de l'iode par le savon de Marseille et par les gommes et sa dissimulation provenant de la formation d'un iodure, comme je l'ai avancé pour le lait. Sans nous connaître, M. Husson et moi étions tous deux arrivés à des résultats similaires, avec des matières différentes.

Ma note fut remise par M. V. Masson, sans doute, à la Société de Pharmacie de Paris, et lue devant ce corps savant dans la séance du 7 octobre de la même année. Cette communication donna lieu à un nouvel incident. L'honorable M. Duroy observa qu'il avait présenté dès 1851, à l'Académie de Médecine, antérieurement, par conséquent, aux travaux de MM. Labourdette et Dumesnil, un Mémoire concernant l'action de l'iode sur les matières protéiques, Mémoire dans lequel les faits que je signalais au sujet du lait avaient été déjà étudiés par lui. Seulement, si j'en juge par le procès-verbal de la séance du 7 octobre, M. Duroy n'admet pas que le métalloïde se combine avec les sels de soude de la sécrétion, et attribue uniquement la dissimulation à une combinaison avec les matières protéiques.

Je ne connais pas encore les travaux de mon savant contradicteur, et la réimpression de mon observation sera probablement faite avant que j'aie pu prendre connaissance du Mémoire appelé à trancher la question de priorité, s'il a été imprimé ; mais je constate d'abord un point de différence important entre les deux observations, puisque, sans nier l'action des matières protéiques, j'ai vu, comme on le lira dans l'exposé ci-dessus, qu'une partie de l'iode disparu est entrée en combinaison avec les alcalis du lait. J'ai donc raison de penser que mon Mémoire apporte encore certains faits nouveaux, et en remettant à M. Duroy tout ce qui pourrait lui appartenir, j'aurai toujours la satisfaction d'être arrivé, sur les autres points, aux mêmes conclusions que lui.

pas donné de la développer le premier, je pourrais peut-être présenter à son sujet des détails inédits.

En tous cas, je serai bref; je restreindrai les citations de mes observations au nombre strictement nécessaire pour l'intelligence du sujet.

II

EXPÉRIENCES.

Première expérience : 85 à 88 milligrammes d'iode pur, en paillettes, triturés avec 50 centicubes de lait de vache d'une densité normale de 1,029 à 1,033, disparaissent au bout d'une demi-heure, en donnant à la liqueur un goût prononcé, une teinte jaune et l'aspect de l'argile ocreuse délayée dans l'eau.

La partie supérieure du lait en repos depuis un certain temps, la partie crémeuse, par conséquent, est plus favorable à l'opération que toutes les couches mélangées.

Si, par hasard, le lait est versé dans un flacon de verre avant que tout l'iode en suspension ait disparu, à mesure que le dépôt se fait on voit se former, autour de chaque particule de métalloïde, un anneau ou une calotte sphérique liquide plus colorée que la masse. Cette couche s'étend peu à peu, en diminuant de coloration, de manière à arriver à la teinte générale par une gradation insensible; puis elle disparaît par l'agitation, pour céder la place à un nouvel anneau, qui ne tarde pas à se former dès que l'équilibre est rétabli.

Le phénomène se reproduit, ainsi de suite, jusqu'à ce que l'iode ait disparu.

C'est bien là le signe d'une dissolution lente; mais, jusqu'à ce moment, il ne peut y avoir que simple émulsion, ou tout au plus combinaison partielle, car une pincée d'amidon ajoutée au lait bleuit avec rapidité.

Cependant, l'émulsion est telle qu'une addition d'eau, aussi forte qu'elle soit, ne produit aucun précipité dans la liqueur.

Au bout de vingt-quatre heures *maximum*, les phénomènes ne sont plus les mêmes : une combinaison véritable a remplacé l'émulsion, l'amidon est sans action, la couleur est redevenue normale, le goût se rapproche de celui de la noisette.

Deuxième expérience : La manière précédente de combiner le lait avec l'iode est certaine ; mais il en est une autre presque instantanée et qui me paraît meilleure, toutes choses égales d'ailleurs, si l'on ne craint pas d'ajouter au liquide une quantité insignifiante d'alcool.

L'opération se fait au moment du besoin, à l'aide d'une teinture ainsi composée :

> Alcool à 100°............ 9 parties (en poids) ;
> Iode pur, en paillettes... 1 —   —

On laisse tomber goutte à goutte, dans la quantité de lait indiquée, un centicube de teinture à la température normale, volume représentant très sensiblement 88 milligrammes de métalloïde, et on agite simultanément avec une baguette de verre.

Les gouttes se précipitent en partie, au contact du lait, puis le précipité se redissout aussitôt sous l'influence de l'agitation.

Lorsque la dose d'iode ne dépasse pas 169 à 170 milligrammes par 100 grammes, ce qui laisse déjà une marge immense à la pratique médicale, le lait n'a pas mauvais goût, aussi récent qu'il soit ; il est complètement blanc ; le sulfure de carbone prend avec lui une légère teinte rosée, qui disparaît aussitôt ; l'éther ne lui enlève rien ; l'amidon n'exerce plus la moindre action sur lui après deux heures de préparation.

Je ferai remarquer que l'addition de la teinture d'iode au lait est préférable à l'opération faite en sens inverse, parce que, dans ce dernier cas, il se forme toujours un précipité assez difficile à redissoudre. Sous l'influence de l'alcool, les principes protéiques des premières gouttes de lait sont coagulés, et la partie aqueuse aide à la précipitation de l'iode par la différence des masses si l'on ajoute rapidement tout le liquide. Les grumeaux disparaissent bien avec le temps, mais ils persistent souvent durant plusieurs jours.

III

RECHERCHE DE LA QUANTITÉ D'IODE QUE LE LAIT PEUT PRENDRE.

J'ai voulu rechercher le poids d'iode que le lait peut émulsionner et celui qu'il peut prendre en combinaison. Or, sous ces deux rapports, je suis arrivé à des chiffres relativement assez forts et très variables, d'où je crois qu'il est difficile de rien préciser.

Ainsi, 15 grammes de liquide ont pu absorber, comme 100 grammes, 17 centigrammes d'iode dans le même temps, avec cette différence significative que, dans les premiers, la combinaison était loin d'être totale, lorsqu'elle était complète dans les seconds.

D'un autre côté, il existe dans les réactions une question de temps à considérer. C'est ce que démontrent les quatre séries d'observations que je vais citer.

Il est entendu qu'elles ont été faites dans des conditions identiques, et que l'alcool reste étranger à la question.

Divers échantillons pris au hasard et formés chacun de cinquante centicubes de lait, traités par un centicube et demi de teinture iodée titrée, ont mis, en moyenne, quatre heures avant d'être sans action sur l'amidon ;

A un centicube et deux tiers, les mêmes quantités ont résisté cinq heures et demie environ ;

Elles ont résisté quinze heures à deux centicubes ;

Il leur a fallu cinq jours pour en dissimuler deux et demi.

En présence de ces faits, je n'ai pas voulu pousser plus loin mes expérimentations ; j'ai préféré rechercher, sans perdre de temps, quels sont les principes qui neutralisent si complètement l'iode.

IV

RÔLE DES DIVERS PRINCIPES DU LAIT.

Une certaine quantité de lait de vache, très pur et très riche (400 grammes), a été évaporée au bain-marie jusqu'à siccité apparente.

Le résidu grenu, broyé et traité par l'éther à 60°, puis repris plusieurs fois par l'alcool à 100° et l'éther pur, dans les proportions de un du premier pour trois du second, a donné tout son beurre au bout de vingt-quatre heures.

Restaient la caséine et l'albumine contractée par l'alcool, qui ont été séparées de la lactine et des sels solubles par des lavages à l'eau froide.

Le beurre d'un côté, les principes protéiques de l'autre, finalement les sels solubles et la lactine réunis ont alors formé trois groupes sur lesquels ont porté les observations, et comme l'albumine est en petite quantité dans le *caseum* du lait, et que l'alcool employé pour les lavages paralyse son action, l'albumine de l'œuf de poule a formé une quatrième division, complémentaire du second groupe. Or, je crois pouvoir dire, à la suite de mes expériences :

1° Que le beurre émulsionne simplement l'iode ;

2° Que le métalloïde se combine en partie avec les matières protéiques, dont l'action émulsive s'exerce d'abord sur lui ;

3° Qu'une certaine partie de l'iode disparu, celle qui se combine au premier contact, est particulièrement enlevée par les principes alcalins du lait ;

4° Que les matières protéiques doivent au moins l'exaltation de leurs propriétés, sinon leurs propriétés, aux alcalis qu'elles contiennent.

Le beurre ne fait qu'émulsionner l'iode, parce que, aussi faible que soit la quantité de ce dernier, elle est décelée par l'amidon, même après vingt-quatre heures, alors que la matière grasse a repris sa couleur normale.

Les matières protéiques se combinent très notablement, puisque, soit dans des conditions semblables à celles où s'est trouvé le beurre, soit dans des conditions beaucoup plus désavantageuses sous le rapport de la quantité d'iode, elles ne bleuissent plus l'amidon; mais cette faculté est subordonnée au temps, et une nouvelle addition de métalloïde, quoique faible, ne leur permet plus, durant plusieurs heures, de résister au réactif.

L'iode disparu est en partie combiné avec les alcalis du lait, car, pendant que l'on traite, par la teinture titrée, les eaux de lavages concentrées du beurre et des matières protéiques, la coloration rougeâtre disparaît promptement, jusqu'au moment où, la saturation étant complète, il se forme un précipité noir d'iode.

La lactine et les sels sont tous en jeu; toutefois, si l'on calcine le résidu laissé par l'évaporation du liquide préalablement filtré, aucune trace d'iode ne se dégage, et la masse charbonneuse, reprise par l'eau distillée, cède, avec absorption de calorique, une quantité remarquable d'iodures alcalins qui n'existait pas avant dans le lait, et qui se trouve sensiblement proportionnelle au poids de l'iode ajouté.

La même chose se présente, presque en tous points, lorsqu'on examine le charbon laissé par une masse connue de lait iodé. Si l'albumine et la caséine étaient ici en combinaison, leur destruction par le feu décomposerait le corps formé et volatiliserait l'iode. Puisqu'il n'en est rien (1), c'est encore aux alcalis qui les accompagnent que l'on est forcé d'attribuer la propriété qu'elles paraissent avoir elles-mêmes.

Et, en effet, si l'on considère avec Gerhardt, la caséine comme un albuminate de potasse, l'albumine comme un bi-albuminate de soude, les réactions et la combinaison s'expliquent avec la plus grande facilité. Après avoir saturé la

(1) L'action m'a semblé insensible avec le lait iodé préparé depuis longtemps.

soude normale du lait, l'iode attaquera, avec le temps, les matières albumineuses, déplacera les *acides protéiques* et s'unira aux bases éliminées.

Ainsi seraient dévoilés le secret de la dissolution de l'iode dans le lait et celui de sa dissimulation dans la *poudre albumineuse iodée* de Renault.

La tolérance avec laquelle l'estomac supporte les composés *iodo-albumineux* me semble militer en faveur de cette opinion. Par contre, le traitement de l'empoisonnement par l'iode au moyen de l'eau albumineuse doit produire des iodures et non un composé insoluble, et il faudrait distinguer cette action de celle que l'albumine exerce sur la plupart des sels métalliques.

V

APPLICATION THÉRAPEUTIQUE.

Depuis les travaux de MM. Labourdette et Dumesnil, dont j'ai parlé en commençant, plusieurs praticiens se sont occupés de mettre en œuvre les procédés de ces messieurs pour obtenir le lait iodé.

Malheureusement, c'est presque toujours, pour ne pas dire toujours, au détriment de la santé des animaux soumis au régime approprié, que l'on s'est procuré la sécrétion médicamenteuse.

Les phénomènes que j'ai signalés permettraient, ce me semble, d'obvier aux inconvénients de la méthode employée jusqu'à ce jour, s'il était reconnu que le nouveau lait jouit des propriétés du premier.

Au praticien d'expérimenter, à lui de fixer ensuite, selon le cas, la dose de métalloïde à combiner avec le lait. Quels que soient les besoins de la médecine, la faculté d'absorption du liquide y pourvoira, puisqu'un litre peut prendre, dans quelques heures, 1 gramme 70 centigrammes environ d'iode, et que, dans certains produits contenant de 0,42 à 0,45 centigrammes de soude, cette proportion est dépassée extemporanément.

Par assimilation digestive, au contraire, un litre ne renferme, au maximum, que 257 milligrammes de métalloïde, et les 75 centièmes des iodures administrés aux animaux sont éliminés par les urines et par les féces.

ADDITION.

Au moment où je terminais ce travail, c'est à dire au mois de juin 1866, je reçus deux faibles échantillons, l'un de lait d'ânesse, l'autre de lait de chèvre.

Le premier me parut émulsionner l'iode plus rapidement que le lait de vache; mais la combinaison fut, en revanche, beaucoup plus lente.

J'observai peu de différence entre les propriétés du second et celles du lait normal.

Depuis cette époque, je n'ai pas eu l'occasion de vérifier ces observations, et je les relate telles quelles aujourd'hui.

RECHERCHES SUR L'URINE HUMAINE.

RECHERCHES

SUR

L'URINE HUMAINE [1]

—

Ier MÉMOIRE.

—

I

ACTION PARTICULIÈRE DE L'ÉTHER, DU SULFURE DE CARBONE ET DE LA BENZINE SUR L'URINE.

L'urine humaine présente une particularité qui semble avoir échappé, jusqu'à ce moment, à l'attention des physiologistes et des chimistes, ou qui, du moins, ne les a jamais longtemps arrêtés. Agitée dans un tube d'essai, avec partie égale d'éther, de sulfure de carbone ou de benzine, elle donne une gelée qui vient remplir la partie du récipient primitivement occupée par le véhicule d'extraction seul. Il se forme, avec l'éther et la benzine, un *coagulum* translucide, et avec le sulfure de carbone, un *dépôt* opaque [2].

[1] Extrait du *Bulletin des travaux de la Société de Pharmacie de Bordeaux,* année 1868, p. 192 et suiv.
[2] L'énoncé du fait se trouve consigné dans le *Bulletin* de septembre 1868, p. 164.

Golding Bird, dans son traité *De l'urine et des dépôts uri-naires*, traduit et annoté par le docteur O'Rocke, parle bien, à diverses reprises, d'un phénomène du même ordre ; mais l'action est moins développée, les cas sont particuliers, et l'auteur anglais constate enfin que le magma gélatineux est constitué, tantôt par de l'albumine, tantôt par de la fibrine.

« Si l'urine opaque (dit-il, p. 27, édit. 1861, V. Masson) est » semblable à du lait, abandonnant par le repos une couche » crémeuse à la surface, c'est qu'il existe probablement une » émulsion de graisse avec l'aide de l'albumine. Agitez un peu » cette urine, avec moitié de son volume d'éther, dans une » éprouvette, et après un repos de quelques minutes, une » solution éthérée jaunâtre de graisse surnagera l'urine, *un* » *coagulum tremblotant d'albumine* se formant ordinairement » au dessous en même temps. »

Pages 441, 442 et suivantes de la même édition, Golding Bird cite encore, d'après les observations du docteur Montagne Gosset et de Sr Rogers, chirurgien du gouvernement anglais à l'île Maurice, deux autres cas d'urines donnant un coagulum par l'éther.

Il s'agit d'abord d'une malade dont les sécrétions franche-ment acides se recouvraient, par le repos, d'une couche crémeuse égale au dixième de leur volume. Ces urines se gélatinisaient souvent par le refroidissement, même sans être laiteuses, comme la malade les rendait parfois, et conservaient la forme du vase dans lequel on les avait reçues. Sous l'in-fluence de la chaleur, elles donnaient un magma albumineux. Agitées avec l'éther, elles devenaient limpides au bout de vingt-quatre heures, en laissant près de la surface un *coagulum de fibrine* ferme et translucide surmonté d'une couche éthérée de corps gras.

L'autre cas se rapporte à une dame de Maurice, atteinte d'une forme de fièvre irritative, qui paraît rendre fréquentes, dans la colonie, les urines graisseuses. Celles de cette dame étaient laiteuses et cédaient à l'éther un fluide jaunâtre accompagné aussi d'un magma abondant. Mais ce coagulum était *neigeux* et formé cette fois d'*albumine*.

Un certain nombre d'observations et d'expériences qui vont être rapportées me font croire que toutes les urines traitées par l'éther, la benzine ou le sulfure de carbone, fournissent, non pas un *coagulum*, soit d'*albumine*, soit de *fibrine*, mais la gelée dont j'ai parlé et qui est produite par un corps faisant ainsi partie intégrante de la sécrétion rénale. Je ne discute pas, maintenant, si Golding Bird, Gosset et Sr Rogers ne se sont pas trompés sur la nature de leur coagulum; mais en supposant qu'ils l'aient fait, tous auraient de plus considéré la production de celui-ci comme lié à une maladie concomittante, chose qui n'est point.

II

RÉSUMÉ DES OBSERVATIONS SUR LESQUELLES S'APPUIE CE MÉMOIRE.

La première remarque de la particularité signalée ici remonte au mois d'août 1868.

M. Pierre R..., âgé de cinquante-deux ans, propriétaire aux environs de Pauillac, rendait une urine fort trouble et ammoniacale, dont M. le Dr B... réclama l'analyse.

Après avoir constaté la présence de l'albumine, et éliminé cette matière au moyen de l'acide azotique aiguisé d'acide chlorhydrique, de la chaleur et de la filtration, le liquide fut traité par l'éther et le tube contenant le mélange, vivement agité durant quelques secondes. L'opération avait pour mobile de rechercher si le malade ne présentait pas un de ces cas d'urine graisseuse étudiés par les trois auteurs que j'ai cités, et avec eux par Eychholz, Jonhson, Bence Jones, Bouyun, L'Héritier, etc., sans oublier Prout, bien que ce dernier appelât *chyleuses* les sécrétions rénales opaques, laiteuses, et spontanément gélatinisables par le refroidissement.

Les recherches eurent un résultat différent : l'éther parut augmenter de densité sans dissoudre de corps gras; puis une

agitation soutenue lui permit d'entraîner une matière translucide, qui occupa, après repos convenable, un peu plus de la
moitié du tube d'essai, c'est à dire un volume légèrement plus
fort que celui du véhicule employé. Je me hâte de dire toutefois que, sur ce dernier point, tel n'est pas le cas ordinaire;
mais ce jour-là il en fut ainsi.

De nouvelles expériences tentées depuis sur l'urine de
sujets des deux sexes, dans diverses conditions d'âge, de position et d'état physique, ont toujours conduit au résultat principal de l'observation primitive, si fortuitement faite.   •

Quelques détails sur chacune des observations seraient
peut-être intéressants. Néanmoins, pour éviter des longueurs,
je dois me borner à choisir des types. Je vais donc parler uniquement de sept urines. Comme la finale est constante, je
n'aurai même qu'à indiquer la maladie ou à signaler l'état
normal des sujets qui les ont fournies, et à donner un petit
nombre de renseignements des plus utiles.

1° *Albuminurie.* — (Le cas se rapporte exactement à celui de
M. Pierre R...).

2° *Fièvre inflammatoire.* — M. Fr..., âgé de onze ans, fils d'ouvriers
aisés, alité depuis plusieurs jours. Absence complète d'albumine dans
l'urine; abondant dépôt d'urate de soude, d'une coloration carmin
à la surface, ne contenant aucun globule de sang; présence de la
purpurine facilement constatée. Urine de la veille.

3° *Cystite chronique.* — Mme X..., âgée de quarante ans, position peu
fortunée, alimentation laissant à désirer. Pas d'albumine dans l'urine.
Urine pâle, acide, recueillie après le repos de la nuit et datant de la
veille; d'une densité de 1,015, contenant des *bacteries,* et donnant un
énorme dépôt blanc sale de mucus d'un aspect purulent.

4° *Hémiplégie.* — Mlle C..., âgée de dix-sept ans, position aisée,
soins éclairés. Urine acide, de coloration et de densité normales, sans
dépôt, limpide, et traitée quelques heures après l'émission.

5° *Hémorrhagie de la choroïde.* — M. X..., âgé de dix-sept ans,
lycéen en vacances. Urine du jour, acide, d'une densité de 1,025, limpide, renfermant 17,56 pour 1,000 d'urée et 44,65 de sels; sans dépôt.

6° *État normal.* — M. J. N..., âgé de trente-deux ans, très à l'aise,
tempérament nerveux. Urine du matin, limpide, sans dépôt, acide,
densité 1,029, nourriture azotée.

.7° *État normal*. — M. L. J..., âgé de trente-quatre ans, conditions d'existence normales. Urine rendue deux heures après le repas, essayée fraîche; puis deux jours après, lorsqu'elle était ammoniacale, etc.

Dirai-je, pour fermer cette liste, que j'ai expérimenté de toutes les façons sur mes propres produits? C'est presque inutile?

Ainsi, la maladie ou l'état normal, l'acidité ou l'alcalinité naturelles de l'urine, n'empêchent pas le phénomène. Il en est de même du traitement par les acides, de la filtration, d'une élévation de température poussée à 100 degrés, de l'alimentation, du temps écoulé depuis l'émission. L'*urina sanguinis* paraît toutefois donner un coagulum plus ferme, plus persistant, que l'*urina cibi* et que l'*urina potus*.

Le sulfure de carbone opère plus régulièrement que l'éther, sous le rapport du temps de l'opération, et fournit ensuite certains renseignements à l'examen micrographique.

III

MODE D'OBTENTION DE LA MATIÈRE GÉLATINIFORME.

D'après ce qui a été dit, on suppose que le mode opératoire est simple pour obtenir l'extractif gélatiniforme de l'urine.

Le liquide filtré, afin de séparer le mucus, puis expurgé d'albumine, s'il en contient, est mis dans un tube d'essai, avec partie égale d'éther, et agité jusqu'à ce que le véhicule d'extraction paraisse visqueux à travers le verre ou que le mélange devienne mousseux. Cette seconde indication, très caractéristique, est habituelle lorsque l'agitation a été violente.

L'opération est souvent instantanée, comme elle exige quelquefois plusieurs minutes, et semble défier l'expérimentateur.

Quand le résultat est obtenu, un instant de repos amène bientôt la séparation du liquide en deux couches : celle du

bas est de l'urine; celle du haut, de l'éther chargé du principe que l'on cherche, accompagné, au point de séparation des
liqueurs, de quelques filaments lanugineux ou de pellicules
visibles à l'œil nu.

L'extractif éthéré, d'abord peu consistant et troublé par des
bulles d'air interposées, ne tarde pas à se prendre en masse
et à se débarrasser d'une partie du gaz qui le rendait mousseux. Dans cet état, on peut l'enlever et l'étudier; mais il vaut
mieux le purifier, surtout s'il est coloré.

La purification consiste à évaporer l'éther au bain-marie et
lorsqu'il ne reste plus, dans le vase d'évaporation, qu'un
liquide d'une faible odeur éthérée, mais d'un parfum *sui
generis*, à traiter le résidu par l'alcool rectifié. Après plusieurs
heures au moins de contact, la partie qui a résisté à l'action
du dissolvant est jetée sur un filtre, lavée encore à l'alcool,
puis à l'éther, et le filtre, retourné, est plongé dans l'eau distillée. L'eau de cette macération, recueillie dans un nouveau
tube, additionnée d'éther et violemment agitée, cède le corps
assez pur : une petite quantité de matière grasse, les principes
colorants, l'acide urique, les urates et les phosphates qui l'ac-
compagnaient sont presque totalement éliminés, mais il reste
toujours de l'urée.

Dans certains cas, l'extractif enlevé avec précaution et jeté
dans de l'eau distillée se purifie de cette façon toute simple.

Une chose est surtout à remarquer dans le premier mode
de purification, c'est que la substance gélatiniforme, lavée à
l'alcool, reste ensuite indifférente à côté de l'éther, tant qu'elle
n'est pas replacée dans un milieu aqueux. Elle ne se dissout
donc pas dans ce liquide, ce n'est pas par saturation qu'elle le
fait prendre en gelée; mais elle se laisse entraîner par lui,
lorsqu'elle est hydratée. D'un autre côté, elle ne se coagule
pas sous l'influence de l'alcool; elle se déshydrate pour
reprendre, à nouvelle occasion, son ancienne forme.

L'extraction au moyen du sulfure de carbone est encore
plus facile, et si la gelée est dépourvue du bel aspect qu'on lui

connaît déjà, le procédé semble, dans bien des cas, donner immédiatement un produit moins impur. J'en aurai parlé dès le principe, si je n'avais voulu conserver aux faits leur ordre chronologique. Cependant l'étude de la matière exige l'emploi des deux menstrues; car chaque mode offre ses particularités. On ne saurait donc être exclusif.

Pour opérer avec le sulfure de carbone, on ajoute encore partie égale de sulfure, on agite, et aussitôt le véhicule retombe au fond de l'éprouvette, chargé d'un solide blanc qui paraît cristallin et pulvérulent, par suite de la division du corps carburé en gouttelettes innombrables, sans posséder réellement aucun de ces deux caractères. L'œil ne reconnaît plus tout de suite le principe extrait par l'éther; pour constater l'identité, il faut décanter, évaporer le mélange, et reprendre le résidu par l'eau distillée, puis par l'éther.

Avec la benzine, on devrait agir de même.

Peu importe l'agent employé, le volume du corps cherché est toujours considérable à l'état d'hydrate. La dessiccation, au contraire, le réduit à tel point, que je ne saurai mieux comparer l'aspect de la matière et sa manière d'être qu'à ceux des précipités d'alumine. C'est la montagne en mal d'enfant de l'aimable fabuliste! Vingt centimètres cubes laissent à peine sur une lame de verre, après l'évaporation du menstrue, quelques milligrammes de pellicules à examiner au microscope et à traiter.

IV

VARIATION DE TEMPS DANS LA MANIFESTATION DU PHÉNOMÈNE.

A quoi faut-il maintenant attribuer les grandes variations de temps que l'on constate avant la manifestation du phénomène?

Quatre échantillons de l'urine de l'observation n° 6, et deux de l'observation n° 3 mis dans six petits tubes d'essai d'environ 12 à 15 centimètres cubes, sauf le dernier, et addition-

nés d'un volume d'éther égal au leur, furent agités simultanément.

Indépendamment des différences existant entre les deux
séries, ces spécimens, que je représenterai par A, B, C, D,
E, A', offraient entre eux les suivantes :

A était l'urine naturelle filtrée; B, l'urine portée à l'ébullition, refroidie et filtrée; C, la même, bouillie, filtrée et
réchauffée; D, encore la même, bouillie, refroidie et aiguisée
d'acide azotique, enfin A', de l'autre série, correspondait à A;
l'urine E, mise dans un tube de 6 centimètres cubes, consti-
tuait un essai particulier sur l'influence de la capacité des
récipients.

La coagulation se fit dans cet ordre : C, rapidement; D, peu
après; E et A', presque en même temps que D; B, ensuite,
mais plus longtemps après, et A, la dernière, suivant B pour
ainsi dire sans intervalle. Sauf E, dont la gelée était peu con-
sistante, tous les autres échantillons ne laissaient rien à désirer.
Un intervalle de dix-sept minutes s'était écoulé entre la première et la sixième coagulation.

Que conclure de cela ? Peu de choses, si l'expérience n'avait
été répétée plusieurs fois. La vérification a, au contraire,
démontré l'influence de la chaleur sur la promptitude du phénomène, et telle urine rebelle à l'agitation la plus vive donne,
à première secousse, la gelée, dès que le tube a été plongé
dans un bain-marie chauffé au moins à + 30°C. Il faut éviter,
même à cette température, d'immerger la partie supérieure
du récipient dont l'éther remplit la cavité. Je n'insiste pas
là-dessus.

Quant aux autres points, les irrégularités sont trop nom-
breuses pour permettre d'établir encore des règles.

La richesse de l'urine semble cependant sans influence : la
masse gélatineuse est plus dense, moins transparente, plus
persistante, voilà tout. Une urine très pauvre peut se prendre
promptement; une autre, très riche, exiger quinze et vingt
minutes.

Le choix du liquide paraît non moins indifférent. Des échantillons recueillis après le repos de la nuit, filtrés et traités deux heures après l'émission, peuvent demander tout autant d'agitation que d'autres fournis par le même sujet deux heures après le repas, etc.

L'alimentation, elle aussi, n'est pas en cause, et l'état physiologique des sujets, encore moins, etc.

V

APERÇU SUR LA NATURE DE LA NOUVELLE MATIÈRE.

Le corps singulier qui fait le sujet de ce Mémoire est incolore par nature. Les urines normales le donnent tel. Il n'est coloré qu'accidentellement. Ainsi, par exemple, lorsque la purpurine est abondante il est roux ou blanc sale.

Examiné dans le tube d'essai, il paraît souvent vitreux; il est toujours au moins translucide et d'une homogénéité parfaite. Si des bulles d'air emprisonnées dans la masse nuisent à la transparence et occasionnent des solutions de continuité, la simple chaleur de la main suffit pour les expulser.

La quantité fournie par un échantillon donné peut être très faible; l'urine rendue après l'ingestion de boissons aqueuses en donne l'exemple. Alors une faible secousse désagrège le magma, qui tombe sous forme d'utricules enchevêtrées dont l'aspect rappelle le réseau d'eau *(Hydrodyction pentagonum)*. Cependant, il faut attribuer cette structure aux effets de l'agitation, plutôt qu'à l'organisation propre du corps.

Le coagulum, retiré de nouveau, par l'éther, des eaux de lavage où on l'avait préalablement mis pour le purifier, et placé dans un vase de porcelaine, prend de la consistance à mesure que l'éther s'évapore à l'air libre et à la température ordinaire. Quand l'évaporation est avancée, la masse solide disparaît et de rares pellicules flottent dans le résidu devenu liquide, puis se déposent au fond de la capsule ou s'attachent sur ses bords.

Avec une température de quelques degrés au-dessus de 0, le froid artificiel produit par l'évaporation de l'éther solidifie totalement la matière. Une croûte épaisse se forme à la place de la pellicule ridée indiquant le premier degré de la dessiccation ordinaire, telle qu'on l'observe au microscope, et on sent, sous les doigts, des cristaux grenus que l'on voit *nager*, après leur séparation, dans le *liquide* ambiant. J'ai observé ce phénomène à deux reprises; l'hiver trop facile de 1868-1869 ne m'a pas permis de le revoir, et l'instabilité des cristaux les a dérobés à mon examen.

Portée sous le microscope, après avoir été rapidement égouttée sur du papier sans colle, la substance n'offre aucune espèce de cristallisation. Les formes qui se montrent sont dues à une purification incomplète : on les reconnaît sans hésitation. Ce sont des tables hexagonales et des rhombes d'acide urique; des amas dendriformes de phosphate de soude tribasique, etc., etc. Elle n'est pas non plus liquide après évaporation de l'éther, ainsi que pourraient le faire supposer les phases de l'évaporation spontanée, accomplies en présence d'un excès d'eau; elle se présente maintenant sous forme de réseau à mailles irrégulières bien distinctes des cellules reconnues plus haut, ou de traînées ponctuées, produites les unes et les autres par la volatilisation de l'éther, selon le caprice du menstrue. Avec le chloroforme, les traînées deviennent des pellicules ridées, ressemblant beaucoup aux dépouilles épithéliales.

Désireux de pousser plus loin l'étude de ce corps singulier, j'ai cherché à l'obtenir chimiquement pur, et en assez grande quantité pour pouvoir procéder à son analyse élémentaire. Les moyens employés pour arriver à une purification complète n'ont pas encore eu un plein succès. Le coagulum retient toujours des traces de divers principes, entraînés par les véhicules d'extraction et même dissous par eux. Je dois donc me borner actuellement à l'analyse qualitative; encore ne dois-je procéder qu'avec la plus grande réserve. Je ne continuerai, s'il y a lieu, les recherches, nonobstant les difficultés que rencontre l'expérimentateur éloigné des grands centres scientifiques, qu'après avoir publié mes premières observations.

L'acide chlorhydrique bouillant et maintenu sur le feu ne colore pas cette matière; l'évaporation poussée à siccité laisse un résidu charbonneux.

L'acide azotique ordinaire et froid est sans action sur elle; s'il la colore quelquefois, à l'ébullition, ce n'est qu'après un temps assez long et la teinte est presque insensible. Les impuretés sont probablement la cause de cette coloration accidentelle. Néanmoins, l'acide doit exercer une autre action, car le mélange traité plus tard par l'éther ne donne plus souvent que des filaments incolores.

L'acide sulfurique agit de même : la liqueur, saturée par la potasse et reprise par l'éther, cède uniquement des pellicules au menstrue.

Dans la potasse caustique, tout disparaît par l'ébullition, sauf quelques flocons lanugineux; puis tout reparaît dès que l'alcali est saturé par l'acide acétique et que la dissolution saline est agitée avec l'éther. Les flocons sont alors invisibles. L'addition d'un excès d'acide et la présence de l'acide azotique n'empêchent pas la réaction; mais, dans ce cas, le coagulum régénéré est moins dense, comme quand l'éther est ajouté, dans les cas normaux d'extraction, en trop forte quantité.

Le nitrate acide de mercure donne un précipité blanc sale, en partie dû, sans doute, aux sels étrangers, et notamment aux chlorures alcalins dont la présence est constatée.

Avec la teinture d'iode et le tannin, il n'y a pas de réaction.

Le feu carbonise le corps et finit par le faire disparaître sans laisser de résidu appréciable. Il se dégage pendant l'opération des vapeurs ammoniacales fournies par de l'urée.

La fermentation le détruit.

VI

DISCUSSION.

Ce qui précède ne permet pas de placer le coagulum éthéré de l'urine parmi les matières protéiques. Les réactions presque négatives de l'acide chlorhydrique et de l'acide azotique ne soutiennent pas cette idée, et le caractère donné par la potasse caustique lui est tout à fait défavorable.

L'indifférence qu'il affecte en présence de l'iode doit servir à le distinguer des matières amylacées.

Ce ne peut être non plus un principe sucré. Sans cela, toutes les urines réduiraient les liqueurs de Fehling et de Barreswill.

On ne peut le comparer aux corps gras, car il est soluble dans l'eau, insoluble dans l'éther. Il ne tache pas le papier comme eux et ne paraît pas saponifiable.

Enfin, si l'on épuise la série des principes ordinaires de l'urine et de leurs dérivés, on ne lui trouve aucun analogue, et on ne peut le ranger à côté des principes accidentels, tels que le pus, le sperme, les globules organiques, etc., etc.

J'avais cru un instant que ce corps provenait d'un principe organisé, dont l'agitation devait briser les cellules avant de permettre aux parties renfermées dans ces utricules de s'échapper et de faire corps avec le véhicule employé. Les filaments que l'on aperçoit au point de séparation de l'éther et de l'urine et l'action accélératrice de la chaleur permettaient cette supposition. Puis j'ai cru qu'au lieu d'être la matière contenue dans les vésicules, c'étaient les vésicules mêmes qui se gonflaient et donnaient naissance à la gelée. Ces deux hypothèses ont peu de valeur. Lorsque le coagulum est maigre, il peut disparaître par une secousse et nécessiter, pour se reformer, une nouvelle agitation aussi longue que la première.

En résumé, le jour seulement où la matière sera débarrassée des particules étrangères, il sera possible de dire exactement ce qu'elle est, au lieu d'annoncer ce qu'elle n'est pas.

VII

L'éther, le sulfure de carbone et la benzine enlèvent à l'urine humaine une matière particulière, gélatineuse et translucide, plus ou moins épaisse suivant les échantillons et les proportions du mélange.

Cette substance est insoluble dans l'éther; elle est simplement entraînée sous forme d'hydrate, et n'existe avec son aspect gélatineux qu'au milieu du véhicule d'extraction, que ce soit l'éther, le sulfure ou la benzine. Dès que le menstrue disparaît, le coagulum s'évanouit et on ne trouve plus qu'un liquide d'une odeur urineuse, dans lequel nagent quelques pellicules incolores.

Le magma nouvellement obtenu et jeté sur une feuille de papier sans colle, puis mis, tandis qu'il est encore épais, sur le porte objet du microscope, paraît, dans ce cas, gélatineux.

Golding Bird, le docteur Gosset, Sr Rogers et d'autres observateurs ont rencontré, dans certaines urines traitées par l'éther, une matière blanchâtre qu'ils ont considérée comme étant, soit de l'albumine, soit de la fibrine, et qu'ils ont rattachée à une maladie concomittante. La matière gélatiniforme dont je m'occupe n'est pas un principe protéique; ce n'est pas non plus un principe amylacé ou sucré. Elle ne ressemble à aucun des composants normaux de l'urine, et néanmoins on la retrouve constamment dans ce liquide.

Les impuretés qui accompagnent ce corps n'ont pu être totalement éliminées jusqu'à ce jour. Son étude finale reste donc à faire; mais avant de l'entreprendre j'ai désiré donner de la publicité aux faits primordiaux et prévenir, en même temps, des erreurs de diagnostic et des inquiétudes que la rencontre de ce corps inoffensif pourrait faire naître. Si les observations de Golding Bird et des auteurs précités sont exactes; si ces savants ont eu réellement affaire à de l'albumine et de la fibrine, ils n'ont point entrevu l'*extractif éthéré* auquel je ne veux ici donner aucun nom. Si, au contraire, c'est à ce corps que se rapportent leurs travaux, ce que toutefois je ne pense pas, tous se sont mépris au double point de vue chimique et pathologique.

Pauillac, décembre 1808.

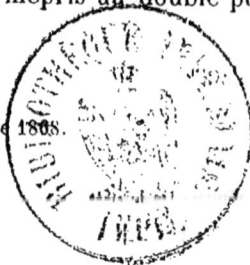

2 2.